ÉTUDE MÉDICALE

SUR LES

EAUX DES BOUILLENS

ET SUR

LEURS BOUES

Par J.-A. MIAULET

Docteur en médecine, ancien chirurgien chef interne des hôpitaux de Nîmes et ancien professeur particulier d'accouchements à la Maternité de la même ville, médecin du consistoire, médecin de la Société de prévoyance et de secours mutuels, médecin civil chargé du service de santé militaire à Nîmes.

MONTPELLIER

GRAS, IMPRIMEUR-LIBRAIRE

1860

ÉTUDE MÉDICALE

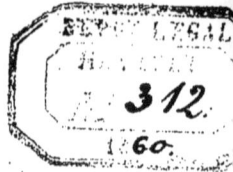

SUR LES

EAUX DES BOUILLENS

ET SUR

LEURS BOUES

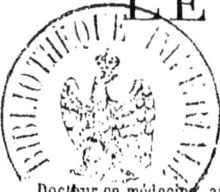

Par J.-A. MIAULET

Docteur en médecine, ancien chirurgien chef interne des hôpitaux de Nimes et ancien professeur particulier d'accouchements à la Maternité de la même ville, médecin du consistoire, médecin de la Société de prévoyance et de secours mutuels, médecin civil chargé du service de santé militaire à Nimes.

———— ◇◈◇ ————

MONTPELLIER

GRAS. IMPRIMEUR-LIBRAIRE

——

1860

312
1860

163
Te 1869

INTRODUCTION

On connaît aujourd'hui les immenses ressources qu'offrent les eaux minérales dans le traitement de certaines affections. Il suffit, en effet, d'examiner autour de nous les améliorations successives introduites dans les établissements, pour comprendre toute la valeur thérapeutique que la médecine y attache. L'établissement dont nous avons à nous occuper dans cette notice est resté pendant longtemps dans une sorte de discrédit, qu'il ne faut attribuer qu'à un manque complet d'exploitation. En effet, l'état de délabrement dans lequel se trouvaient ces bains devait être peu favorable à une heureuse destinée. Ce n'était pas encore la seule cause de leur défaveur croissante. La nécessité de se baigner pêle-mêle dans une piscine commune, la saleté des eaux, qui ne se renouvelaient qu'imparfaitement, le manque de soin et d'exploitation, tout devait contribuer à leur nuire ; aussi la fréquentation, jusqu'à ces derniers temps, devenait-elle moindre. La classe indigente semblait seule conserver de la constance pour les utiliser, et peut-être cela n'a-t-il pas été une faible raison pour en éloigner la classe aisée. Comment cependant, avec une pareille incurie, ces eaux ont-elles pu obtenir dans le pays une certaine vogue? C'est là une sorte de miracle, dont il faut faire honneur à leur heureuse efficacité, qui faisait éclore à chaque saison les résultats thérapeutiques les plus encourageants.

Je ne fais mention d'un tel dénûment, qui n'a duré que trop longtemps, qu'afin de faire mieux apprécier combien il importe, au milieu d'une population aussi considérable que celle qui avoisine ces bains, de perfectionner et de persévérer dans la carrière des améliorations, où l'on paraît vouloir entrer. En effet, les commodités et les agréments de la vie secondent d'une manière heureuse les bons effets des eaux, et l'on ne peut d'ailleurs méconnaître que les goûts du public ne deviennent de plus en plus exigeants. Sans doute, dans cet enchaînement de causes et d'effets qui prépare et assure la prospérité d'un établissement, on pourrait dire également qu'une fréquentation active ferait naître d'importantes améliorations, et que des améliorations bien entendues provoqueraient un surcroît d'affluence. Aussi vient-on d'exécuter dans cet établissement de notables travaux et de créer des améliorations importantes, qui lui permettront de reprendre la valeur dont il jouissait déjà à la fin du siècle dernier.

L'étude et l'analyse que nous avons faites de ces eaux nous ont permis de nous rendre compte de leur valeur thérapeutique' et de la direction que l'on doit apporter dans leur usage. Des analyses ont déjà été faites sur ces eaux ; elles ont même été nombreuses. Des chimistes distingués du siècle dernier, Chaptal et Duchanoy, s'en sont occupés. Deux mémoires ont même été écrits sur la nature de ces eaux ; je signalerai surtout celui de Dax, écrit à la fin du siècle dernier, et qui, malgré tout ce que présentent d'incomplet l'analyse chimique et les applications thérapeutiques, possède une certaine valeur sur quelques faits pratiques[1]. Il ne faut point s'étonner si l'analyse que nous présentons diffère sur plusieurs points de celles qui ont été faites. Je dirai, d'ores et déjà, que cette différence n'a rien d'étonnant. En effet, ce n'est pas au mérite des chimistes que cela peut tenir, car le nombre et la réputation des personnes qui ont fait les premières analyses prouvent assez en leur faveur pour qu'on soit certain qu'elles ont donné un travail exact et consciencieux ; mais depuis ce temps la science a marché, l'analyse surtout a fait de grands progrès, et les moyens d'expérimentation sont plus sûrs et plus précis. Tous les procédés dont on se servait autrefois sont complétement changés, et les nouveaux permettent d'arriver à des résultats beaucoup plus justes.

J'expliquerai, dans le courant de cette étude, quelles sont les causes et les circonstances qui ont pu faire varier ces analyses ; nous aurons ainsi en partie la raison des lacunes et des différences qu'on remarque dans quelques-unes d'elles. Je me garderai bien cependant de ne pas reconnaître toute la difficulté que pré-

[1] Un second mémoire est intitulé : *Notice sur les eaux minérales gazeuses des Bouillens de Vergèze*, par G. Brouzet.

sente l'analyse des eaux minérales. L'art de connaître les différents sels dissous dans les eaux, disait Fourcroy, et d'en estimer la proportion, est un des travaux les plus difficiles qu'on puisse proposer en chimie.

Après avoir donné l'analyse de ces eaux, nous étudierons, dans un premier chapitre, les affections dans lesquelles elles devront être employées et la méthode à suivre dans leur usage. Un second chapitre sera consacré à l'étude et à l'analyse des boues, à leur action et à leur importance dans la thérapeutique, à leur mode d'administration et aux précieuses ressources que peut en retirer l'établissement qui nous occupe. Enfin, dans un dernier chapitre, nous nous occuperons de l'importance de ces eaux comme boisson, des avantages que peut en retirer un usage journalier, et des maladies où elles pourront rendre d'importants services par leur emploi simultané avec leur usage extérieur.

J'ai été aidé dans l'étude de ces eaux par M. Courcière, professeur de chimie au lycée de Nîmes, qui s'est transporté avec moi sur les lieux, afin de procéder d'une manière plus sûre au recueillement du gaz et de l'eau destinés à servir de base à l'analyse.

ÉTUDE MÉDICALE

SUR LES

EAUX DES BOUILLENS

ET SUR LEURS BOUES

I

APERÇU GÉNÉRAL

L'établissement des eaux des Bouillens se trouve situé à proximité du chemin de fer de Nîmes à Montpellier, à un kilomètre environ de la station de Vergèze[1]. Ce pays ne présente pas assurément la variété de sites, les accidents de terrain et les séduisants ombrages que l'on rencontre dans les vallées des Pyrénées ou dans les gorges des Alpes : c'est une plaine immense, que la vue peut à peine embrasser; mais

[1] Cet établissement est situé dans la propriété de M. Alphonse Granier.

l'œil s'y repose avec plaisir sur de vastes vignobles, dont les pampres verdoyants et les ceps vigoureux font aujourd'hui la richesse de ce pays privilégié. Une belle route, accessible aux voitures, conduit jusque dans l'établissement.

La première chose qui surprendra le baigneur arrivant pour la première fois aux Bouillens, c'est le grand bruit que produit le bouillonnement de ces eaux, et qui n'est dû en partie qu'à la grande quantité de gaz s'échappant constamment de ces lieux et venant crever par de larges bulles à la surface du liquide. Le bassin qui renferme ces eaux représente un parallélogramme dirigé dans sa longueur de l'est à l'ouest, profond d'environ deux mètres, long de cinquante-quatre et large de vingt-deux. On s'est jusqu'ici peu occupé d'embellir les lieux qui l'entourent; si jamais la vogue de cet établissement en suggère le projet, le terrain se prêtera facilement à ce genre de perfectionnement.

Des fouilles considérables ont été pratiquées cet hiver : les eaux avaient été complétement évacuées, ce qui a permis de découvrir au milieu de ce bassin un ancien bassin en pierres de taille et dont la construction doit remonter à une époque reculée; sa forme était parallélogrammatique; il devait probablement servir de piscine aux personnes qui venaient prendre ces eaux. C'est sur les mêmes fondements qu'un nouveau bassin vient d'être élevé, et la disposition que l'on y a établie sera d'une très-grande

commodité pour les baigneurs. Les fouilles ont encore
amené la découverte d'un minerai dont le sol se
trouve parsemé et dont l'analyse chimique nous a
donné la nature[1], et quelques monnaies romaines à
l'effigie de Jules César.

Je me suis trouvé plusieurs fois aux Bouillens pendant l'exécution de ces travaux, j'ai pu ainsi me con-
vaincre par moi-même de la nature des lieux. Ce qui
frappe le plus l'observateur, c'est l'abondance du gaz
qui s'exhale constamment à travers les terrains qui
forment toute la base de ce bassin. Ce gaz, que nous
étudierons dans un instant et qui n'est autre que
de l'acide carbonique, s'échappe du sol par des
crevasses, entraînant avec lui une certaine quantité
d'eau. On ne peut assigner qu'une cause générale à
la production de l'acide carbonique dans ces lieux. Sa
formation peut être due à l'action de feux souterrains
sur des roches calcaires, ou à la décomposition de
matières organiques. On sait généralement que c'est
sous les terrains volcaniques que ce gaz se trouve en
abondance; c'est lui qui caractérise les eaux de la
Bohême et de l'Auvergne. On n'ignore pas combien
il est abondant dans le pays de Naples[2]. Le gaz acide

[1] Ce minerai, qui se trouve fréquemment dans les terrains
volcaniques, n'est autre que de la pyrite ou sulfure de fer.

[2] La grotte du Chien, aux environs de Naples, est ainsi dé-
nommée parce que les chiens qui y entrent tombent morts par
asphyxie; et, si l'homme y pénètre impunément, c'est que sa
stature plus élevée le met au-dessus du niveau de la couche du
gaz délétère, du gaz acide carbonique.

carbonique est plus pesant que l'air atmosphérique,
et cette pesanteur qui le distingue est cause qu'à égal
degré de température il s'élève beaucoup plus lente-
ment que les autres gaz. Comme il n'est pas réduc-
tible par un refroidissement ordinaire et qu'il est
soluble dans l'eau à toutes les températures, il n'est
pas étonnant qu'il cède une partie de son calorique à
l'eau avec laquelle il se trouve en contact, et que les
hivers même rigoureux ne laissent voir, dans ces
lieux, aucune trace de congélation [1].

La production de ce gaz peut être encore due
à d'immenses cavernes souterraines, formées surtout
par les bouleversements volcaniques, et dans lesquelles il se trouve renfermé. Il se répand ensuite,
suivant la pression à laquelle il est soumis, dans
tous les interstices du sol qu'il rencontre; c'est
alors qu'il rentre en dissolution dans les eaux qu'il
trouve sur son passage et procure à celles-ci les
substances minérales qu'il désagrége d'abord, et
qu'il dissout ensuite. Telle est l'idée la plus simple
que l'on puisse se faire sur les eaux minérales
riches en acide carbonique. Pour beaucoup de géo-
logues, et M. Liebig serait du nombre, l'acide carbonique aurait pour origine la décomposition de
l'humus et du lignite situés dans le voisinage des
sources.

---

[1] Cette absence de congélation peut encore être attribuée à
l'agitation constante du liquide, sous l'action du dégagement du
gaz.

Quoi qu'il en soit de toutes les théories que la science s'est plu à élever, constatons l'abondance et la richesse de l'acide carbonique dans les eaux des Bouillens. Une fois que les eaux en sont saturées, le gaz se perd dans l'atmosphère. Qu'il me soit permis ici, pour l'avenir de cet établissement, d'énumérer avec attention l'utilité et les avantages que présente ce gaz dans ses applications thérapeutiques. En Allemagne, l'acide carbonique, pris au sortir des sources, fait l'objet d'une médication spéciale; ainsi, à Marienbad, Carlsbad, Nauheim, Neinberg, Crontad, se trouvent des établissements spéciaux consacrés à cette médication. C'est principalement dans les affections catarrhales chroniques ou nerveuses, celles de l'appareil respiratoire, la pharyngite granuleuse, la gastralgie, le rhumatisme, les névralgies, les paralysies et toutes les affections où prédomine un caractère d'adynamie, que nos confrères d'outre-Rhin emploient l'acide carbonique. Ils l'administrent sous des formes diverses: inhalations, douches, bains, injections, etc.

La France, de son côté, n'a point voulu rester étrangère à cette médication; il y a déjà plusieurs années que l'acide carbonique a été employé, soit en bain, soit en douche, soit en inhalation: à St-Alban (Loire), à Celles (Ardèche), à St-Nectaire (Puy-de-Dôme). On trouve des documents très-intéressants sur ces faits, dans le tome **V** des *Annales de la Société d'hydrologie médicale de Paris.* Depuis trois ans, on en fait usage à Vichy, et son emploi est devenu l'objet d'une véritable installation.

L'installation nécessaire à ce genre de médication est fort simple; il est clair qu'elle ne peut avoir lieu qu'auprès des sources très-abondantes en acide carbonique. On recueille le gaz au moyen d'une cloche en forme d'entonnoir; il se rend ensuite dans un gazomètre, où, par des pressions graduées, il peut être amené, au moyen de conduits, dans un lieu désigné, et de là être distribué en lotions, bains, douches, etc.

M. Rotureau, dans une étude sur les eaux minérales de Nauheim, rend compte des expériences qu'il a faites sur lui-même; M. Vernière, à St-Nectaire, a employé avec beaucoup de succès les douches d'acide carbonique sur des parties siéges de douleurs névralgiques, névralgie faciale, dentaire ou sciatique.

M. Goin, dans le *Journal de médecine de Lyon*, rend compte des inhalations d'acide carbonique dans l'asthme nerveux, le catarrhe pulmonaire avec toux spasmodique. Il voyait avec une action remarquable enrayer les accès d'asthme les plus violents, lorsque les malades respiraient avec énergie le gaz extrait de la source et renfermé dans de petits sacs imperméables.

Je viens d'énumérer toute la puissance et les avantages de l'acide carbonique, afin de montrer l'importance et le développement qu'il peut imprimer aux bains dont je m'occupe et de reconnaître qu'il

est un des agents les plus puissants que renferment
ces eaux. C'est à lui, sans contredit, qu'il faut attribuer une grande partie des nombreuses guérisons
qui s'effectuent chaque année dans cet établissement, et non point à l'alumine, comme a cherché
à l'expliquer l'auteur du premier mémoire sur les
Bouillens[1], car c'est en grande partie à ce sel qu'il
attribuait la valeur thérapeutique de ses eaux.

Ceci ne paraîtra point étonnant si l'on songe que les
auteurs anciens, alors que l'analyse chimique ne re-
posait que sur des suppositions plus ou moins vraisem-
blables, avaient admis dans certaines eaux minérales
l'existence de l'alun. Aussi en avaient-ils formé, dans
leur classification, une division spéciale sous le nom
d'eaux alumineuses; mais cette dénomination n'est
point acceptée par les hydrologistes de notre époque;
les progrès de la chimie hydrologique ont montré que
l'alumine ne se trouve dans les eaux minérales en
général que dans des proportions très-petites. Et
comment en serait-il autrement, puisqu'on sait que
l'alumine est à peu près insoluble dans l'eau et que
les sels de cette base sont toujours décomposés par
l'acide carbonique? Aussi, dans le tableau complet
que nous donnerons, dans un instant, de l'analyse de
nos sources, verra-t-on que l'alumine, comme l'oxyde
de fer et le carbonate de chaux, est en petite proportion et se trouve tenu en dissolution par l'acide
carbonique. Je le répète, c'est donc principalement

[1] Mémoire sur les Bouillens de Vergèze, par Dax; publié en 1800.

à ce gaz et à la saturation que présentent ces eaux qu'il faut accorder la plus grande part dans leur valeur thérapeutique. Les autres sels que nous trouvons dans la minéralisation de ces eaux n'occupent qu'un rôle secondaire.

J'avais parlé, dans l'introduction de cette étude, de la difficulté qui avait existé pour avoir, sur la nature de ces eaux, une analyse certaine et complète. On comprendra cette difficulté si l'on a égard à la manière dont s'alimentent les bassins. Une première partie de ses eaux est fournie par l'infiltration et par le gaz, qui en chasse devant lui une certaine quantité; la seconde se trouve donnée par les pluies qui, de plusieurs points, viennent se ramasser dans l'intérieur de ces bassins. Il est facile de comprendre qu'avant que ces nouvelles eaux soient ou saturées d'acide carbonique ou chargées des principes minéralisateurs qui forment la base de ces terrains, il s'écoulera un certain temps, et l'on devra trouver des différences notables, suivant qu'on les aura analysées à différentes époques de l'année; mais une analyse sur laquelle on ne doit jamais varier, c'est celle du gaz, et, en effet, c'est la seule intéressante ici et la plus importante. Sa nature est toujours la même, indépendante du temps et des saisons, du chaud et du froid, de la sécheresse et de l'humidité; il ne s'exhale pas moins de la terre, même complétement dépourvue d'eau, ainsi que nous avons été à même de le voir, en soulevant légèrement la croûte boueuse qui s'oppose à sa sortie.

Les fouilles et les sondages pratiqués cet hiver ont donné au gaz un plus libre développement, et je ne doute pas que des travaux accomplis d'une manière intelligente ne révèlent une richesse beaucoup plus considérable en gaz et ne donnent issue à une plus grande quantité d'eau.

D'ailleurs, la source séparée qui a été creusée afin qu'on puisse administrer ces eaux en boisson démontre assez les avantages d'un pareil travail.

Voici l'analyse des eaux et du gaz ; elle a été faite au mois de janvier de cette année :

Le gaz n'est autre que de l'acide carbonique sans mélange d'azote ; il éteint immédiatement les corps en combustion. L'oxalate d'ammoniaque, la potasse et tous les réactifs successivement employés dénotent la présence seule de l'acide carbonique.

Voici maintenant la quantité de gaz qui se trouve en dissolution dans ces eaux : sur 1,000 gr. d'eau, c'est-à-dire un litre, nous trouvons 1 gr. 980 mill. acide carbonique, ce qui équivaut à peu près à un litre d'acide carbonique par litre d'eau.

Un litre d'eau contient donc :

1,980   acide carbonique , soit : 1 litre.
0,890   carbonate de chaux ⎫
Traces d'oxyde de fer   ⎬ tenus en dissolution par
Id.   d'alumine   ⎭ l'acide carbonique.

0,034 acide sulfurique.

0,023 acide chlorhydrique.

0,027 chaux.

0,015 potasse et soude.

0,010 matières organiques.

_____

2,983, qui se divisent en trois parties :

_____

1,980 gaz

0,890 substances qui abandonnent l'eau pendant son ébullition.

0,113 substances solubles.

On voit, d'après cette analyse, que l'acide carbonique, soit libre, soit uni avec les autres sels, occupe la première place. Les autres bases, soit par leur nature, soit par leur poids, n'occupent qu'un rang secondaire. Le degré de minéralisation de ces eaux se trouve donc faible si on le compare au volume du gaz qu'elles renferment en dissolution. L'acide carbonique forme nécessairement la richesse de ces eaux, et l'on peut dire que cette dernière condition n'influe jamais, d'une manière fâcheuse, dans certains états morbides, comme pourraient le faire des eaux trop riches en matières minérales.

Beaucoup de baigneurs, en effet, ne peuvent souvent supporter celles-ci, et l'on est obligé, dans certains établissements, de les mitiger, suivant leur nature, la maladie, ou d'après le plus ou moins de susceptibilité du malade. On remarque même qu'il est certaines eaux dont les baigneurs ne peuvent s'accommoder, qui fatiguent bien loin de soulager, et bien des malades, après en avoir fait longtemps usage, ne trouvent souvent leur guérison que dans l'usage d'eaux faibles en matières minérales.

Ces faits, qui pourraient étonner les personnes qui n'en sont ni l'objet, ni les témoins, n'a rien pour nous de surprenant. L'organisme humain est tellement complexe, présente tant d'imprévu et de si grandes différences dans ses manifestations morbides, que ceux-là seuls qui l'ont profondément étudié sont aptes à apprécier les limites dans lesquelles l'application d'un traitement minéral peut, dans certaines circonstances, convenir à telle ou telle individualité pathologique.

On peut dire de chaque maladie presque la même chose que du visage de chaque homme : tous ont des yeux, un nez, une bouche, un menton, et cependant aucun homme ne ressemble si parfaitement à un autre qu'il ne puisse en être immédiatement distingué; de même, une maladie a des caractères généraux qui sont à peu près toujours les mêmes et qui permettent de ne pas les confondre avec une autre, et néanmoins il est juste de dire que dans chaque personne elle est individuelle, car elle revêt des formes variées qui dépendent du tempérament, de l'âge ou du sexe, de l'intensité des maladies ainsi que de la diversité des conditions extérieures, et c'est ce qui explique que le même remède, les mêmes eaux minérales, dans une même maladie, peuvent procurer des résultats bien différents.

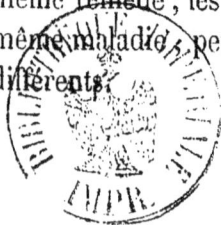

2

Nous n'attachons pas plus d'importance qu'il n'en faut aux analyses des eaux minérales, au point de vue thérapeutique ; nous sommes un peu de l'avis de Chaptal, qui prétendait que ceux qui s'occupent de leur examen n'analysent que leur cadavre ; qu'on ne peut en tirer aucune déduction, et que c'est à la pratique qu'il faut d'abord s'adresser.

Ainsi l'établissement qui nous occupe, connu depuis le siècle dernier, attire toutes les années un grand nombre de baigneurs. Certes, ce n'est point à la beauté des lieux et aux commodités de la vie qu'on y avait trouvées jusqu'ici qu'il faut attribuer cette grande affluence de malades qui viennent chaque année demander leur guérison aux Bouillens, mais à la valeur thérapeutique de ses eaux et aux succès remarquables dont ces lieux sont chaque année les témoins.

Rien n'est plus commun, en fait d'eaux minérales, que d'aller chercher au loin, à travers de grandes fatigues et de fortes dépenses, ce qu'on trouverait souvent près de soi avec utilité et agrément. Ce qui fait communément le grand mérite d'une source, aux yeux de bien des gens, c'est qu'elle est fort éloignée des lieux qu'on habite ou qu'elle est située en pays étranger. C'est ce qu'exprimait, d'une manière piquante, Mme de Sévigné, au sujet de deux personnes qui vont prendre les eaux : « L'un, dit-elle, va à Vals parce qu'il est à Paris ; l'autre à Forges parce qu'il est à Vals, tant il est vrai que, jusqu'à ces

pauvres fontaines, nul n'est prophète dans son pays[1].»
Montaigne avait énoncé la même chose avec son extrême
concision : « La difficulté donne prix aux choses : on
fait, au Liége, grande fête des bains de Lucques ; en
Toscane, de ceux d'Aspa[2]. »

Je suis loin de contester cependant l'importance
des avantages que certains établissements peuvent
présenter, soit par la nature des lieux, soit par l'organisation spéciale qu'on y rencontre. Je connais assez
la valeur des changements considérables introduits par
le voyage dans la manière de vivre habituelle des
individus que l'on envoie aux eaux : ainsi, change-
ment de climat, d'air, de nourriture, d'habitation,
de milieu, d'idées, d'habitudes journalières de l'es-
prit et du corps, nouveauté d'impression, de prome-
nade, de distraction, de repos, toutes circonstances
qui font d'un séjour aux eaux une vie entièrement
nouvelle, dans laquelle rien ne ressemble à la vie
ordinaire. Cette espèce de perturbation morale à laquelle aucun malade ne peut se soustraire, en rompant
le cours des habitudes au milieu desquelles il a con-
tracté son mal, et souvent même en le dérobant à
l'action des causes qui l'ont engendré, le prépare
d'abord d'une manière très-heureuse à cette sorte de
bien-être que produisent chez lui les diverses applications du traitement par les eaux minérales. Que
l'on joigne à cela les impressions produites par la

[1] Lettre 720.
[2] Essais, liv. 2, chap. XV.

beauté des sites et par le charme et la nouveauté des promenades; tout cela modifiera certainement la tournure des pensées, la tristesse des préoccupations, et favorisera assurément la médication par les eaux minérales, chez ceux surtout qui veulent se dérober à l'activité dévorante des affaires.

Mais il existe une certaine classe de malades pour qui un séjour aux eaux n'est point une chose secondaire, une distraction de luxe ni un plaisir élégant; que leur position ou la nature de leurs affaires obligent à rechercher surtout une cure prompte et peu dispendieuse. Ceux-là, dis-je, seront bien aises de trouver, dans le pays, un établissement qui se propose de guérir des malades et non d'amuser des oisifs, où les frais sont modiques et les occasions de dépenses à peu près nulles.

C'est principalement dans le rhumatisme sous toutes ses formes et dans les névralgies de tout genre, que les eaux des Bouillens trouvent leur principal emploi; mais il est des maladies où elles pourront encore rendre d'importants services : je veux parler des dermatoses légères, des affections dartreuses, du scorbut, de la scrofule, et enfin de celles qui présentent généralement un caractère d'adynamie, entraînant une convalescence pénible et qui réclame l'emploi de moyens réparateurs stimulant l'économie et favorisant l'hématose.

Quant aux maladies qui offriraient les premiers caractères, mais à un degré plus élevé, nous allons indiquer, dans le chapitre suivant, les moyens de guérison dont peut disposer cet établissement. Nous donnerons, dans le troisième chapitre de cette étude, le complément nécessaire relatif à ses eaux.

II

DES BOUES

———

Les boues des Bouillens offrent, dans certaines affections, des résultats aussi avantageux que ceux que nous avons trouvés dans ses eaux ; il est même certaines maladies, comme nous le verrons tout à l'heure, qui ne peuvent être spécialement combattues que par ces sortes de bains.

Une chose qui m'a étonné la première fois que j'ai visité cet établissement, c'est le peu d'ordre et de méthode qu'on avait assigné à ces sortes de bains, et les faibles avantages que l'on avait su en retirer : je ne puis attribuer cela qu'à un défaut de direction ou à un manque d'étude sur cette partie de l'établissement. Je crois aussi que la répugnance pour ces sortes de bains, dont on ne reconnaissait pas complétement l'incontestable efficacité, les faisait regarder comme une chose tout à fait secondaire ; on peut dire cependant, d'après l'expérience et l'étude, que l'utilité de pareils moyens est aujourd'hui au-dessus de toute contestation.

Leur emploi, en France, date de la fin du xviime siècle. C'est un hasard tout à fait fortuit qui en dévoila la valeur. C'était, je crois, à l'époque de la conquête du Hainaut par Louis XIV. Des mineurs, occupés à établir des constructions pour un établissement thermal situé dans le département du Nord, furent obligés de le quitter pour aller au siége d'Ath, où il leur survint des plaies ulcérées sur tout le corps, mais principalement aux jambes (le scorbut probablement). Après la prise de cette ville, ils revinrent reprendre leurs premiers travaux, et s'y guérirent de leurs plaies en travaillant dans les boues. Ce fait attira l'attention de tous les médecins du pays : ils conseillèrent le traitement dans les affections de la peau et en étendirent ensuite l'usage aux maladies internes. Après quelques années d'observation, ils considérèrent les boues comme étant d'une efficacité bien supérieure à celle des eaux. Le temps et l'expérience ont confirmé ce fait, et aujourd'hui les boues sont, dans cet établissement, le principal moyen de traitement.

Aussi, dans plusieurs établissements de France, utilise-t-on aujourd'hui, comme adjuvant très-utile, les dépôts spontanés ou boues que les eaux minérales abandonnent, soit sur le sol, soit dans les réservoirs. Saint-Amand, Dax, Baréges, Néris, Ussat, Bourbonne-les-Bains, etc., possèdent aujourd'hui des bains de boue. La Hongrie exploite beaucoup aujourd'hui ces sortes de bains ; ils sont même très-répandus dans une certaine classe, qui en use d'une manière artificielle ; mais c'est principalement en Allemagne que leur usage est le plus fréquent et que les études les plus complètes et les travaux les plus considérables se sont accomplis. On y distingue deux sortes de boues : 1° la véritable boue ou boue marécageuse, imprégnée naturellement ou artificiellement de sels minéraux et de gaz ; 2° les conserves ou matières végéto-thermales, dépôts organiques également imprégnés d'eau minérale. En France, on a établi deux sortes de boues, que l'on a divisées en limon minéral et limon végétal.

La manière d'administrer les bains de boue varie beaucoup suivant les pays ou les lieux où on les emploie. A Barbotan, dans le Gers, il existe un bassin spécial, dit *des Boues*, qui peut contenir jusqu'à vingt personnes à la fois. Ces boues sont employées avec beaucoup de succès dans certaines dermatoses très-opiniâtres et dans le rhumatisme. A Montbrun (Drôme), on emploie comme topique le dépôt argileux de la source des Rochers. En Allemagne, l'on a donné à ces sortes de bains une direction et une organisation complètes ; ainsi les bains de Meinberg, Carlsbad, Tœplitz, Nauheim, Franzensbad. Dans ce dernier établissement, on a divisé les bains en bains entiers, demi-bains et bains particls ; dans les bains partiels, on comprend les bains de siége, de main ou de pied. On emploie encore la boue liquide ou sèche, en guise de cataplasme. Pour l'appliquer, on la place dans un petit sac, où on l'étend à la manière des cataplasmes ordinaires. M. Boschan, à qui nous empruntons ces détails, dit qu'à Franzensbad il existe deux établissements où l'on administre des bains de boue et dans lesquels on trouve des bains simples, que l'on emploie au sortir du premier.

Dans quelques hôpitaux de Rome, on se sert aussi des boues produites par l'eau minérale de Viterbe, que l'on emploie dans certaines affections de la peau.

Il me serait facile de joindre encore un grand nombre d'établissements à ceux que j'ai déjà cités, pour faire comprendre toute la valeur thérapeutique que l'on attache à ces sortes de bains. Voyons maintenant le mode d'action de ces bains et les affections dans lesquelles ils doivent être employés. Il faut envisager, dans le bain de boue comparé au bain d'eau minérale, la pression beaucoup plus considérable et le frottement subi par la peau à chaque mouvement, la forme différente, plus concentrée, sous laquelle existent les principes minéralisateurs ; les matières organiques qui les enveloppent, les gaz nouveaux qui se produisent, la fermentation qui y a lieu, et enfin la température naturelle ou artificielle à laquelle on les soumet. On obtient ainsi une médication tonique excitante, résolutive, qui ne paraît pas posséder d'applications particulières en dehors de la spécialité des eaux minérales, mais qui concentre certainement, à un degré considérable, quelques-unes des propriétés de ces dernières.

M. Boschan, lui, a divisé en quatre groupes les maladies contre lesquelles les bains de boue se sont montrés le plus efficaces :

1º Affections dans lesquelles le phénomène unique prédominant consiste en une atonie ou relâchement de l'appareil cutané, soit qu'il se trouve dans un état de torpidité, soit qu'il subisse une sorte d'éréthisme, soit qu'il y ait exagération de la sécrétion sudorale, soit qu'il y ait inactivité complète dans les fonctions de la peau. L'opiniâtreté des affections rhumatismales et dermateuses est souvent la conséquence d'un semblable état de faiblesse du système cutané ;

2º Affections avec diminution dans la proportion des éléments coagulables du sang, telles que la chlorose, le scorbut, la ménorrhagie chronique, le diabète et l'état d'appauvrissement du fluide sanguin qui s'observe à la suite des maladies adynamiques ;

3º Affections dans lesquelles les fonctions végétatives sont la conséquence de l'état de faiblesse des organes. Dans ce cas, c'est cet état de faiblesse qu'il importe d'abord de faire cesser. A cette catégorie de maladies appartiennent la scrofule, le rachitisme, les affections arthritiques qui offrent le caractère atonique ;

4º Affections nerveuses, soit spasmodiques, soit

paralytiques, soit celles qui sont caractérisées uni-
quement par la douleur.

L'auteur que nous venons de citer a rassemblé
tous les cas dans lesquels les bains de boue lui ont
paru rendre quelques services, mais ce n'est pas
seulement à ce point de vue que nous allons les envisager.

Les bains de boue nous paraissent constituer
essentiellement une médication locale et résolutive;
ils offrent à l'absorption cutanée les mêmes éléments
que le bain simple minéral, et l'on peut même ad-
mettre que la pression et les frottements sont propres
à la favoriser. L'action qu'ils exercent sur l'enveloppe
tégumentaire et l'excitation qu'ils déterminent dans
les fonctions circulatoires apportent de notables mo-
difications dans l'ensemble de l'économie.

Lorsqu'on plonge le corps tout entier dans un
bain de boue, dit M. Durand-Fardel, on y éprouve
d'abord une sensation de pesanteur et d'oppression
qu'explique parfaitement la densité du milieu où l'on
se trouve; les phénomènes d'excitation que l'on y
ressent sont en raison de la température du bain. Au
bain succède en général un sentiment de force et de
bien-être remarquable, en même temps une émission
d'urine quelquefois assez considérable, souvent des
sueurs abondantes. Il n'est pas rare de voir apparaître
des éruptions diverses, érythémateuses ou autres; ces
éruptions, qu'on a appelées éruptions des baigneurs,
s'accompagnent de prurit et ne se montrent ordi-

nairement que par plaques isolées. Dans certains cas, elles affectent principalement ou même exclusivement les parties atteintes de goutte et de rhumatisme. Tels sont, en résumé, d'après M. Durand Fardel, les symptômes qui s'observent pendant l'emploi de ces bains.

Les bains de boue me paraissent constituer encore une modification externe et topique d'une grande activité, et dont on pourrait certainement tirer un plus grand parti qu'on ne le fait. Cette activité spéciale s'exerce dans le sens résolutif et excitant ; elle trouve ses applications principales dans deux ordres de faits : 1° affection rhumatismale ; 2° affection de la peau fonctionnelle ou de texture. Un médecin qui se trouve à la tête d'un établissement dont les bains de boue font toute la réputation, M. Charpentier, a rattaché avec beaucoup de justesse la spécialité des bains de boue aux affections rhumatismales chroniques ; mais surtout, ajoute-t-il, aux états morbides que cette inflammation détermine dans les muscles de la vie de relation, les aponévroses, les tendons et leurs coulisses, comme aussi dans toutes les parties molles qui enveloppent les articulations ou celles qui sont situées dans leur intérieur ; d'où résultent l'épaississement, l'hypertrophie des ligaments, l'altération des cartilages qui revêtent les extrémités articulaires des os, et des os eux-mêmes. Des épanchements de nature diverse dans la capsule synoviale, etc., la faiblesse, la paralysie, l'atrophie des muscles, toutes lésions qui se traduisent souvent par la difformité plus ou moins considérable des articulations ou la direction vicieuse des membres ; les maladies articulaires suites d'entorse, de coup, de chute, d'affection scrufuleuse ; les fausses ankyloses ; les plaies calleuses, fistuleuses, surtout les plaies produites par armes à feu ; les engorgements même ayant déterminé l'induration du tissu cellulaire : telles sont les principales affections contre lesquelles M. Charpentier a pu avec succès employer les bains de boue.

La formation et la persistance de ces altérations que nous venons de passer en revue reconnaissent, en général, pour cause un état lymphatique ou scrofuleux. Les bains de boue certainement, et qu'on ne se méprenne pas sur notre pensée, ne nous paraissent pas constituer, à proprement parler, le traitement de ces diathèses ; mais il est évident et incontestable qu'ils possèdent une action résolutive très-prononcée au sujet de ces résultats organiques.

Enfin un dernier avantage que présentent encore les bains de boue, c'est la durée qu'on peut leur donner sans éprouver cette fatigue que produisent les bains d'eaux minérales. On peut les prolonger au delà de deux, trois heures, quatre heures même, sans en ressentir la plus petite gêne.

Il est encore des maladies, ainsi qu'on l'observe fréquemment aux Bouillens, où ces sortes de bains rendent de grands services : je veux parler de ces dartres de mauvais caractère situées principalement dans les membres inférieurs, de ces ulcérations très-répandues chez les gens âgés, et provenant de varices anciennes ou liées à une diathèse scorbutique et scrofuleuse ; enfin de ces plaies d'un aspect grisâtre et blafard, et où l'énergie vitale paraît manquer complétement pour en opérer la cicatrisation.

Il est d'ailleurs une méthode que je dois recommander à ceux qui feront usage de ces sortes de bains et qui, dans certaines affections de la peau, telles que l'eczéma, l'urticaire, le lichen, le prurigo, le psoriasis, active leur efficacité. Cette méthode consiste dans l'usage des boues en friction. Il se produit par ce moyen une sorte d'irritation substitutive et, dans quelques cas, une action résolutive manifeste ; on pourrait encore en faire usage dans les cas d'hydarthrose, de tumeur blanche, de gonflement suite d'entorse, de contracture musculaire, d'engorgement périarticulaire autour des jointures rhumatisées, aux doigts, aux orteils, aux poignets, etc. On peut pratiquer ces frictions soit pendant le bain, soit après, soit dans l'intervalle du bain. Elles aideront puissamment, comme je l'ai déjà dit, l'action du bain en lui-même, et d'ailleurs l'expérience de chaque jour confirme l'emploi de pareils moyens.

Un médecin illustre du siècle dernier, Morand, produisait des boues artificielles avec du charbon de terre, qu'il employait en frictions dans les maladies de la peau. Pour suppléer aux boues ferrugineuses, il conseillait l'application de cette boue noire qui se trouve entre les pavés, dans les rues fréquentées des grandes villes ; elle était, disait-il, chargée d'un fer très-affiné, que laissent ceux des chevaux et des roues de voiture.

Il rapporte même le cas d'une tumeur blanche contre laquelle tous les moyens avaient échoué, et qui ne disparut que par cette sorte de boue en friction. D'ailleurs, sans m'appuyer sur des faits que la science a enregistrés, n'a-t-on pas reconnu, malgré la manière grossière dont ils étaient employés, toute la valeur des bains de marc de raisin ou de fumier.

Les boues des Bouillens se trouvent dans des conditions exceptionnelles, non-seulement par la quantité de limon qui s'y trouve déposée, la quantité de pyrite qu'on y rencontre et qui les rend ferrugineuses, mais encore par l'exhalation continue d'une grande quantité d'acide carbonique, qui, en produisant une certaine fermentation avec dégagement de chaleur, en forme la partie la plus active.

La composition qualitative de ces boues a donné :

1. silice ;
2. argile ;
3. quantités notables d'oxyde de fer ;
4. carbonate de chaux ;
5. matières organiques.

Ajoutons à cette analyse le dégagement continu d'acide carbonique, dont on ne peut apprécier le volume.

III

DES EAUX EN BOISSON

Nous allons nous occuper, dans ce dernier chapitre, de l'emploi des eaux des Bouillens en boisson;
nous achèverons en même temps de donner une étude
complète sur la nature de ces eaux. Nous aurons une
différence avec celle qui se trouve dans l'intérieur des
bassins. En effet, l'eau destinée à être employée
comme boisson est retirée au moyen d'un puits-fon-
taine, situé à $1^m 50^c$ du niveau du sol, et assez
éloigné des anciens bassins; par sa disposition, il
se trouve complétement à l'abri des eaux pluviales ou
des matières végétales qui peuvent s'y mélanger. Elle
présente donc les principaux caractères des eaux du
bassin et n'en diffère que par une plus grande abondance de gaz ou de principes minéralisateurs.

Cette eau est limpide, bulleuse, d'une température
de 22 degrés, celle de l'air ambiant étant à 17; d'une
saveur fortement aigrelette et piquante, produisant
au goût cette impression d'astringence métallique
qui dénote la présence d'un sel ferrugineux, offrant
de plus à une dégustation attentive une légère sensa-

tion bitumineuse ; elle rougit de plus assez fortement le papier de tournesol. L'eau de cette source , reçue dans un vase de verre , laisse apparaître bientôt après une infinité de bulles gazeuses ; l'agitation du liquide accroît ce dégagement : si l'on secoue l'eau dans une bouteille dont on ferme l'ouverture avec le pouce, le gaz ne tarde pas à s'échapper avec violence et siffle-ment., indice qui suffirait au besoin pour témoigner combien le liquide abonde en principes gazeux.

Un fait que je tiens à expliquer c'est que , exposée au contact de l'air, l'eau se trouble , perd sa transpa-rence et dépose une matière sédimenteuse d'abord blanche , puis sensiblement jaunâtre, devenant en-suite d'un brun rougeâtre. Il suffit d'examiner attenti-vement les bassins qui servent de piscine , ou les eaux retirées de la source et laissées pendant quelque temps au contact de l'air, pour reconnaître les phénomènes que j'indique. Il y a encore à noter une petite pelli-cure grisâtre, à reflet métallique, et qui n'est autre que la formation d'un carbonate de fer. Cette remarque sur les eaux des Bouillens, exposées quelque temps au contact de l'air, va nous rendre compte du même phénomène qui s'est reproduit. Lorsqu'on a voulu renfermer ces eaux en bouteilles , afin de les exporter comme boisson , les eaux , qui au sortir de la source possédaient toute leur transparence , l'ont perdue au bout de peu de jours, et ont déposé en assez grande quantité une matière sédimenteuse, d'une couleur jau-nâtre. L'explication de ce fait paraîtra toute naturelle

3

si l'on a égard au moyen employé pour le bouchage
des bouteilles. En effet, ce moyen, qui ne se prati-
quait pas dans toutes les conditions spéciales voulues,
laissait pénétrer l'air dans l'intérieur du vase qui les
renfermait, et bientôt après se produisait le sédi-
ment briqueté, qui est un indice des carbonates ter-
reux ou métalliques tenus en dissolution dans l'eau,
en vertu d'un excès d'acide carbonique, et reprenant
l'insolubilité qui leur est propre aussitôt que cet
excès d'acide carbonique, produit par un bouchage
défectueux, s'était dissipé dans l'atmosphère.

Quoiqu'on n'ait pas agi directement sur l'eau de
cette source, il ne doit rester aucun doute que l'eau
du bassin reconnaît une même origine et que les
dépôts parfaitement semblables qu'on trouve sur la
surface des bassins expliquent suffisamment ceux que
présente la source même. Le gaz qui se trouve dans
ces eaux, ainsi que nous l'avons précédemment établi,
n'est absolument que de l'acide carbonique sans mélange d'azote. L'eau de chaux l'absorbe, la trouble,
et, en agitant le précipité dans un excès de gaz, il
redevient soluble et le liquide reprend sa limpidité ;
la potasse caustique l'attire promptement en combi-
naison, sans laisser de résidu gazeux.

D'après tous ces caractères, on ne saurait donc méconnaître que ce gaz n'est que de l'acide carbonique
parfaitement pur, et, si sa présence annonce déjà une
eau acidule, l'abondance de l'émission qui se produit
fait pressentir que cette eau sera fortement chargée

de ce principe gazeux. Nous pouvons donc, d'après
ce que nous avons établi, qualifier ces eaux d'eaux
minérales gazeuses, acidules et légèrement ferrugineuses.

Quels sont maintenant les avantages hygiéniques ou
médicaux en vue desquels elles peuvent être utilisées ?
Les eaux minérales gazeuses naturelles sont aujourd'hui
d'un usage habituel, et l'on peut dire sans crainte
qu'elles ont un grand avantage sur les eaux gazeuses
artificielles. En effet, si l'on considère ce qui se passe
dans les deux cas, on verra que l'eau naturelle re-
tient l'acide carbonique avec plus de force que celle
qui a été préparée par l'art : dans l'une, le dégagement est lent, se prolonge indéfiniment et finit par
être insensible; dans l'autre, il est brusque et de
courte durée. L'eau naturelle conserve longtemps le
gaz ; l'eau factice le perd presque entièrement, et l'on
peut reconnaître d'ores et déjà les phénomènes qui en
seront la conséquence : c'est que l'eau naturelle, en
conservant son gaz, le dégagera peu à peu pendant
la durée de la digestion, en stimulant les parois de
l'estomac. Cette stimulation légère, agaçante, dit le
docteur Diday, de Lyon, « s'étend à toute la surface,
pénètre les moindres plicatures, s'exerce dans les folli-
cules comme sur les villosités, soumet, en un mot, la
totalité du viscère à un surcroît d'activité qui, en aucun
cas, n'a de danger, puisqu'il n'est que l'augmenta-
tion de l'activité organique normale. » Dans les eaux
gazeuses artificielles, le dégagement brusque d'acide

carbonique occasionne une distension soudaine de
l'estomac, accompagnée d'éructations incommodes,
d'agitations et de congestions plus ou moins légères du
cerveau : là où l'une agit modérément, l'autre irrite.
Celle-ci, comme nous l'exposerons tout à l'heure,
au lieu d'arrêter le vomissement, le provoque plus
fort; l'autre l'apaise. Nous voyons donc, d'après ces
données, que les eaux gazeuses naturelles, dans l'état
de santé, possèdent un grand avantage sur les eaux
gazeuses artificielles, puisque, dans les premières, le
gaz s'y trouve intimement interposé. Voilà donc un
premier emploi que nous trouvons dans les eaux
comme boisson prise habituellement en état de santé.

Il est maintenant certains cas morbides où ces
eaux, par suite de leurs propriétés acidules et légèrement ferrugineuses, pourront être très-utilement employées. On sait que l'acide carbonique dissous dans
l'eau est rafraîchissant, diurétique, antiseptique,
sédatif et antispasmodique. C'est dans les affections
gastro-intestinales que les eaux des Bouillens seront
efficacement employées, non point dans les affections
qui présenteraient un état d'inflammation et d'irritation, car alors elles l'augmenteraient et agiraient
comme irritantes; mais dans les affections saburrales
et bilieuses, dans les états adynamiques à la suite d'un
état typhoïde ou autre, et dans lesquels il est nécessaire de ranimer légèrement l'activité des organes
gastro-intestinaux sans les irriter. Elles sollicitent alors
et accélèrent les mouvements péristaltiques de l'appa-

reil gastro-intestinal, et déterminent par cette raison
des évacuations intestinales plus fréquentes, en agissant
à la manière de laxatifs doux. Cette particularité pur-
gative se remarque souvent dans l'usage interne des
eaux des Bouillens ; elle est quelquefois plus marquée
chez certains individus que chez d'autres, principalement chez ceux qui présentent un embarras gastro-
intestinal.

On peut encore retirer de bons effets de ces eaux en
boisson, dans les vomissements par surexcitation de
l'estomac, lorsque cette surexcitation n'est pas de
nature phlegmasique. Elles agissent en vertu du même
principe que la potion antiémétique de Rivière, employée pour calmer les vomissements. Leur pouvoir
excitant se fera encore sentir dans les maladies du système lymphatique, et, par leur propriété légèrement
diurétique, elles seront propres à appeler la résolution
des empâtements viscéraux, à réagir sur les engorgements du foie, du mésentère et dans certaines dyspep-
sies ; elles seront, en outre, un adjuvant très-utile
dans les affections générales des muqueuses, suites
d'un état dartreux ou scorbutique, et leur usage journalier sera d'une grande utilité dans les affections des
muqueuses de la bouche, avec ramollissement des
parties et tendance aux exhalations hémorrhagiques.

Quant à leur caractère légèrement ferrugineux,
elles partageront en partie la puissance tonique et
astringente dévolue au principe ferrugineux. Comme
telles, elles seront indiquées pour combattre le relâ-

chement des tissus, la faiblesse des organes et l'asthénie sous ses formes si variées ; elles intéresseront le système sanguin en imprimant une impulsion utile à l'hématose, soit dans les cas d'anémie, soit dans les cas de chlorose.

L'usage de ces eaux en boisson devra se faire, dans tous les cas, d'une manière graduée. On commencera par de faibles doses et l'on pourra successivement atteindre des doses plus fortes. On facilitera ainsi leur tolérance de la part de l'estomac. Quant à la quantité d'eau que le malade peut absorber, l'individualité morbide présente de trop grandes variétés pour qu'il soit possible, à cet égard, d'établir une règle générale.

Je ne ferai point suivre cette notice de ces observations qui, jetées toutes dans le même moule, semblent le caractère obligé de tout mémoire hydrologique ; les faits antérieurs parlent assez par eux-mêmes sans qu'il me soit nécessaire d'y revenir. C'est à l'étude de ces eaux que j'ai demandé l'explication de ces guérisons dont on a fait tant de bruit ; c'est par les causes que j'ai voulu remonter aux effets, et, qu'il me soit permis de le dire ici, sans abandonner l'intérêt scientifique, sur le terrain duquel je veux rester placé, l'étude a complétement donné la raison des faits accomplis.

FIN

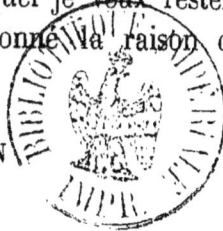